JN117669

口絵

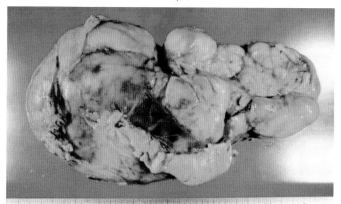

口絵 1：摘出した腎血管筋脂肪腫の肉眼的所見。大きいものは 30 cm にも達します（16 ページ参照）。

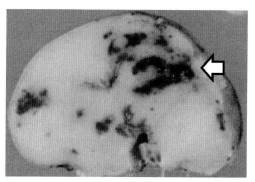

口絵 2：腎血管筋脂肪腫の割面。腫瘍内に複数の出血を認めます（矢印の黒いところ）（16 ページ参照）。

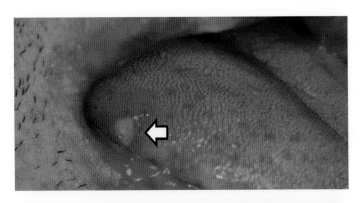

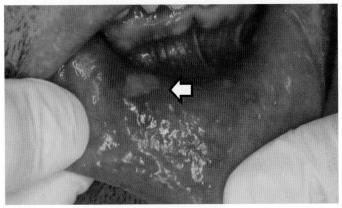

口絵 3：口内炎はほとんどの患者さんに認められます（矢印）。口内炎は口唇や舌の外側にできやすい特徴があります（51 ページ参照）。

突然破裂する腎臓の怖い病気

腎血管筋脂肪腫

（第2版）

波多野孝史

目次

第1章　腎血管筋脂肪腫（angiomyolipoma AML）の診断

第2章　腎血管筋脂肪腫の治療

まえがき

腎血管筋脂肪腫は腎臓の一般的な良性腫瘍です。

人間ドックや健康診断の報告書に「腎血管筋脂肪腫疑い 要経過観察」との記載を見たことのある方は少なくないと思います。

「要経過観察」なので、あまり気にせず放置されている方がほとんどです。実はここに大きなリスクが隠れています。

腎血管筋脂肪腫は放置すると、徐々に増大し、ある日突然破裂して大出血を起こすことがあります。直ちに緊急動脈塞栓術や緊急開腹手術が必要で、治療が遅れると生命の危機に瀕するとても恐ろしい疾患です。

もし過去の健康診断や人間ドックのレポートで「腎血管筋脂肪腫」を指摘されたことのある方は、ぜひ本書をご一読いただき、腎血管筋脂肪腫に対する正しい知識と情報を得ていただければ幸いです。

本書により、最も恐ろしい腎血管筋脂肪腫の破裂件数が減少すること願ってやみません。

第 1 章
腎血管筋脂肪腫（angiomyolipoma AML）の診断

1．腎血管筋脂肪腫（angiomyolipoma AML）とは

腎血管筋脂肪腫（angiomyolipoma AML）は腎臓の良性腫瘍で、腎臓にできる腫瘍の約30％の頻度で発生する一般的な疾患です。

その病名が示すように厚い壁を有する血管、平滑筋、脂肪から構成されています。

腎血管筋脂肪腫の約 80％は単発で 3 cm以下と小さいため、人間ドックや健康診断で腎血管筋脂肪腫と診断されても、そのまま経過観察（治療しないで様子をみること）されることがほとんどです。しかし腎血管筋脂肪腫が 4 cm以上になると、急速に増大し、血管の壁が破れて出血することがあります。腎血管筋脂肪腫から出血すると、患者さんはショック状態となり、緊急手術が必要となります。国内においては、毎年約 300 人の患者さんが腎血管筋脂肪腫の破裂を来たし、緊急手術や緊急動脈塞栓術の治療を受けられていると推測されます。治療が遅れると、生命の危機に直面する場合もあります。このように腎血管筋脂肪腫は良性腫瘍でありながらとても恐ろしい病気です。

腎血管筋脂肪腫の破裂を経験された患者さんのほとんどが、「自分の体に腎血管筋脂肪腫があることを知らなかった。破裂して初めて腎血管筋脂肪腫という病気の存在を知らされた。」とか「腎臓に血管筋脂肪腫があるとは聞いていたが、破裂するリスクがあるとは聞いていなかった」と話され、腎血管筋脂肪腫に対する適切な情報が患者さんに十分周知されていない現状を痛感しました。またこの30年間において、医療技術は飛躍的に進歩しましたが、腎血管筋脂肪腫の破裂件数は変化していません。

これまで腎臓においては、腎臓がんや慢性腎不全に関する書籍は数多く出版されていますが、腎血管筋脂肪腫に関する書籍は1冊もありません。

本書では腎血管筋脂肪腫の特徴や最新の治療および破裂の回避について解説いたします。

①　腎血管筋脂肪腫の疫学

腎血管筋脂肪腫は通常単発、片側性で発見されます。好発年齢は 40〜50 歳です。東京医科歯科大学泌尿器科の藤井先生が健常日本人 18000 人を対象にした疫学調査では、腎血管筋脂肪腫の発生率は 0.13%（人口 1 万人あたり 13 人）、男女比は 1 対 4 で女性に多く認められました。本邦での患者さんは 17 万人と推計されます。

腎血管筋脂肪腫患者さんの約 20%は常染色体優性遺伝の疾患である結節性硬化症という病気に随伴して発生します。一方結節性硬化症の患者さんにいては、その 60〜90%に腎血管筋脂肪腫が発症します。これはとても高い頻度です。

結節性硬化症は全身に過誤腫と呼ばれる良性腫瘍が発生し、さまざまな臓器障害を認める希少疾患です。主な随伴疾患として脳病変の大脳皮質結節や脳室上衣下巨細胞性星細胞腫、腎病変の血管筋脂肪腫、肺病変のリンパ脈管筋腫症、心臓病変の横紋筋腫などがあります。これらのうち中枢神経系病変は精神発達遅滞や難治性て

んかん、自閉症などを引き起こします。日本において本疾患は難病に認定されています。結節性硬化症の臨床的診断基準を表1に示します。腎血管筋脂肪腫は大症状のひとつになっています。

結節性硬化症は *TSC1* 遺伝子または *TSC2* 遺伝子の変異により発病することが明らかとなっています。結節性硬化症は2/3～3/4が孤発例（sporadic）で、家族例が明らかな症例は1/3～1/4です。結節性硬化症の病状は同一家系内（責任遺伝子変異は同一）であっても非常に個体差が大きく、全く普通に生活している患者さんから、重度の精神発達遅滞を有し一生寝たきりの患者さんの兄弟例まで存在します。

結節性硬化症の日本における発生頻度は6,000～10,000人に1人の割合で、患者数は15,000人と推定されています。これはアメリカにおける頻度とほぼ同様です。結節性硬化症は全世界で100～200万人と推定され、あらゆる人種・民族および男女ともに発病します。

結節性硬化症に随伴した腎血管筋脂肪腫は通常両側の腎臓に多発します。遺伝性背景のない孤発性腎血管筋脂肪腫と比較して腫瘍が大きい傾向があります。（画像12）

表 1　結節性硬化症　臨床診断基準

大症状

1. 3 個以上の低色素斑（直径 5mm 以上）
2. 3 個以上の顔面血管線維腫または前額部の局面
3. 2 個以上の爪囲線維腫
4. シャグリンパッチ
5. 多発性の網膜過誤腫
6. 大脳皮質の異型性・放射状大脳白質神経細胞移動線
7. 脳室上衣下結節
8. 脳室上衣下巨細胞性星細胞腫
9. 心臓横紋筋腫
10. 肺リンパ脈管筋腫症
11. 2 個以上の腎血管筋脂肪腫

小症状

1. 散在性小白斑
2. 3 個以上の歯エナメル質小腔
3. 2 個以上の爪囲線維腫
4. 網膜無色素斑
5. 多発性腎嚢腫
6. 腎以外の過誤腫
7. 骨硬化性病変

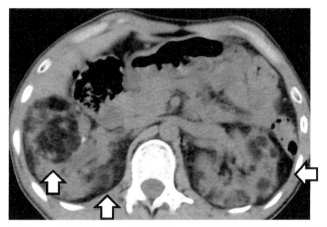

画像 1：結節性硬化症に随伴した腎血管筋脂肪腫。両側の腎臓に腫瘍が多発しています（黒く映っているのが全て腫瘍）。

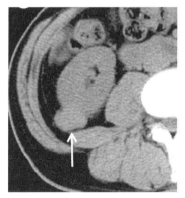

画像 2：孤発性の腎血管筋脂肪腫。右腎臓の背中側に腫瘍をひとつ認めます（矢印）。

②　腎血管筋脂肪腫の症状

腫瘍径 4 cm 以下の腎血管筋脂肪腫の場合、ほとんど症状は出ません。腎血管筋脂肪腫が 4 cm 以上になると、腹痛や背部痛、血尿、高血圧などの症状を呈することがありますが、ほとんどの患者さんは無症状のまま経過します。腎血管筋脂肪腫がさらに増大すると、腫瘍内の血管が破れ出血することがあります。腎血管筋脂肪腫は血管、平滑筋、脂肪から構成されていると前述しましたが、腎血管筋脂肪腫内の血管は正常の平滑筋でないため、脆弱で、動脈瘤を形成し、それが破裂して大出血を起こします（画像3）。

腎血管筋脂肪腫から出血すると、患者さんは突然腹部の激痛を訴え、脂汗を流し、顔面が蒼白になります。出血が続くと血圧が低下し、意識レベルも下がり、生命の危機に瀕することもあります。直ちに救急病院を受診し、緊急動脈塞栓術や緊急手術の治療を受ける必要があります。患者さんは自分の体にいったい何が起こっているのか全く理解できず、とても不安になります。

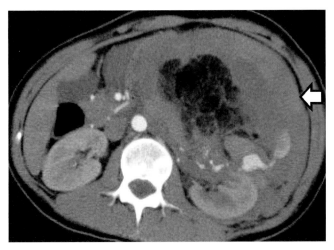

画像 3：破裂した腎血管筋脂肪腫。腹腔内に大きな血腫を認めます。

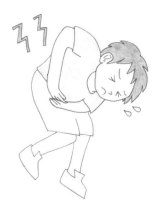

患者さんは突然腹部の激痛を訴えます。

３．腎血管筋脂肪腫の肉眼所見、分類

①　腎血管筋脂肪腫の肉眼所見

腎血管筋脂肪腫は腎臓から発生する球状もしくは長球状に増殖する腫瘍で、大きいものは 30 ㎝になることもあります（口絵 1 参照）。また血管筋脂肪腫は腎臓以外にも肝臓や後腹膜に発生することもあります。

腎血管筋脂肪腫の周囲には被膜がありません。一方腎臓に発生するがん（腎細胞がん）は 80%以上の頻度で被膜を有します。

腎血管筋脂肪腫の割面は脂肪成分が多いと黄色を、平滑筋成分が多いと灰色を呈します。

腎血管筋脂肪腫の多くは腫瘍内に出血を認めます。（口絵 2 の黒い部分です。）これは 3 ㎝以下の小さな腎血管筋脂肪腫でもしばしば認められる所見です。従って腎血管筋脂肪腫はまだ小さいうちから腫瘍内で出血が起きていて、出血しやすい腫瘍であることが確認できます。

② 腎血管筋脂肪腫の分類

腎血管筋脂肪腫は大きくクラシック血管筋脂肪腫、脂肪成分の少ない血管筋脂肪腫、類上皮型血管筋脂肪腫の 3 つに分類されます。

クラシック血管筋脂肪腫は典型的なサブタイプで全体の 90%以上を占めます。クラシック血管筋脂肪腫は血管、平滑筋、脂肪の全ての成分を有し、画像検査で用意に診断できます。

脂肪成分の少ない血管筋脂肪腫は腫瘍内に脂肪をほとんど含みません。そのため画像検査において、腎細胞がんとの鑑別がとても困難です。診断確定のため腫瘍に針を刺して細胞を採取する経皮的針生検を行うこともあります。

類上皮型血管筋脂肪腫は最も低頻度のサブタイプで、発生頻度は全体の 1%未満です。しかし類上皮型血管筋脂肪腫は他の血管筋脂肪腫に比べて大きく、ほとんどの患者さんにおいて 7 ㎝以上で発見されます。さらに類上皮型血管筋脂肪腫は遠隔転移を起こしたり、静脈内に浸潤したりする傾向が高い腫瘍です。このように類上皮型血管筋脂肪腫は良性腫瘍でありながら、転移を起こし、死

亡率が高いことから、臨床的には悪性腫瘍として、腎臓に発生したがんと同様の治療が行われ、一般的には腎摘除術が施行されます。

海外のデータでは類上皮型血管筋脂肪腫の予後は不良で5年生存率は35%と報告されています。

4．腎血管筋脂肪腫の診断

腎血管筋脂肪腫の診断はエコー、CT、MRI 等で行います。

（画像所見は専門的表現が多くなるため、必要最小限にしました。）

① エコー

エコーは腎血管筋脂肪腫の有無を診断するのに最も簡便な検査法です。クラシック腎血管筋脂肪腫はエコー検査にて境界明瞭な内部が均一の高エコー（白っぽい領域）として映ります。（画像4）そして腎血管筋脂肪腫の裏側に黒いカゲを引くことがあります（アコースティックシャドーといいます）。これは腎結石で特徴的な所見ですが、腎血管筋脂肪腫でも 33％に認められます。またドップラーエコーを行うことにより、腎血管筋脂肪腫内の血流や動脈瘤の有無も確認できます。一方腎細胞がんでも高エコーを示すことが多く、エコーのみで両者を区別することは困難です。

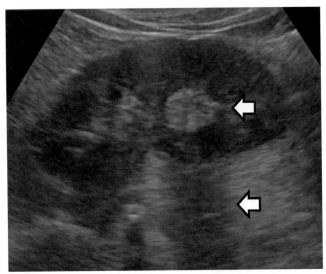

画像4：腎臓中央部に血管筋脂肪腫を認めます（矢印）。また腫瘍の下側に黒い影も認めます（矢印）。

② CT

CTでは腫瘍内に脂肪成分が検出されれば、ほぼ腎血管筋脂肪腫と診断できます（画像5）。腎細胞がんではしばしば腫瘍内に石灰化を伴いますが、腎血管筋脂肪腫では石灰化がみられることはまずありません。

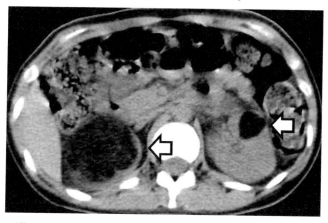

画像5：CT検査で腎臓内に黒っぽい領域があれば、血管筋脂肪腫の可能性が高くなります（矢印）。脂肪成分はCT検査で黒く映ります。

脂肪成分の少ない腎血管筋脂肪腫の場合は通常よりも狭いスライス幅で撮像し、ほんの少しの脂肪成分を検出します。

CT は X 線を用いて撮像するため、患者さんは被曝します。腎血管筋脂肪腫の患者さんは定期的検査のため何回も CT 検査を受けなければならず、それに伴う累積被曝線量は高線量になります。これに対し私たちは 2013 年より腎血管筋脂肪腫の検査に低線量 CT（low dose computed tomography, LDCT）を積極的に導入しています。

低線量 CT は標準 CT に比べて画質は少し粗くなりますが、腎血管筋脂肪腫の診断は十分可能です（画像 6, 7）。さらに検査に要する放射線実効線量は標準 CT の 20〜25％とかなり低く抑えられており、患者さんに優しい検査手段です。2019 年に出版された英国のガイドラインにおいても、結節性硬化症に随伴した腎血管筋脂肪腫に対しては、低線量 CT を行うように推奨されています。

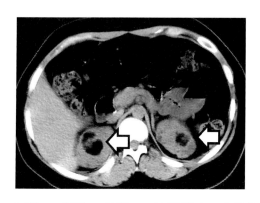

画像6：標準CT画像。両側腎臓内の血管筋脂肪腫が明瞭に描出されます。

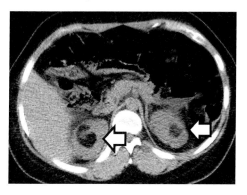

画像7：画像6と同一患者さんの低線量CT画像。画質はやや粗くなりますが、血管筋脂肪腫の診断は十分可能です。この患者さんでは低線量CTの被曝線量は標準CTの約20%に低減できました。私たちは患者さんの検査に伴う被曝に十分配慮し、低線量CTを積極的に導入しています。

③ MRI

MRIにおいても腫瘍内の脂肪成分を検出することにより、腎血管筋脂肪腫の診断は容易です。

クラシック血管筋脂肪腫ではT1強調画像、T2強調画像ともに高信号を示します（白っぽく映る）。また脂肪抑制画像により信号が低下します。一方脂肪成分の少ない腎血管筋脂肪腫ではT1強調画像、T2強調画像ともに低信号を示すので（黒っぽく映る）注意が必要です。

5．腎血管筋脂肪腫の経過観察

腎血管筋脂肪腫の治療についてお話しする前に、腎血管筋脂肪腫の経過観察について説明します。

前述のように腎血管筋脂肪腫は患者さんの背景により2つに分けられます。遺伝的背景のない孤発性腎血管筋脂肪腫と常染色体優性遺伝の結節性硬化症に随伴した腎血管筋脂肪腫です。両者においては好発年齢や腫瘍の増大するスピードが異なるため、それぞれにおいて検査を行う間隔が異なります。

海外の報告では、3年以上の経過観察において、孤発性腎血管筋脂肪腫の年間増大速度は0.19 ㎝であったのに対し、結節性硬化症に随伴した腎血管筋脂肪腫の年間増大速度は1.25 ㎝と約6倍速いという結果でした。

現在腎血管筋脂肪腫の経過観察期間に対して定められたものはありません。そのため一般的に行われている経過観察として、孤発性腎血管筋脂肪腫は主に40歳以上の人に発生し、増大するスピードがゆっくりなため、症状のない4㎝未満の腎血管筋脂肪腫では1年に1回、もしくは2年に1回、画像検査および血液、尿検査が行わ

れます。

一方結節性硬化症に随伴した腎血管筋脂肪腫は遺伝性疾患のため、小児期から発生することもあります。また結節性硬化症に随伴した腎血管筋脂肪腫は孤発性腎血管筋脂肪腫に比べて増大するスピードが速く、特に思春期には急速に増大する特徴があります。そのため結節性硬化症に随伴した腎血管筋脂肪腫においては、思春期前は孤発性腎血管筋脂肪腫と同様に1年に1回、もしくは2年に1回、画像検査および血液、尿検査が行われます。思春期には半年に1回、思春期以降は1年に1回と孤発性腎血管筋脂肪腫に比較して検査間隔を短くすることが推奨されています。

第 2 章
腎血管筋脂肪腫の治療

1．腎血管筋脂肪腫治療の概略

腎血管筋脂肪腫の経過観察と同様に、孤発性腎血管筋脂肪腫と結節性硬化症に随伴した腎血管筋脂肪腫では治療介入基準が異なります。

孤発性腎血管筋脂肪腫と結節性硬化症に随伴した腎血管筋脂肪腫それぞれの治療介入基準について説明します。最新の治療アルゴリズムを図1に示しました。そちらを見ながら読んでください。

三重大学放射線科の山門先生は腎血管筋脂肪腫の患者さんを詳細に調べたところ、腎血管筋脂肪腫の大きさが4 cm以上もしくは5mm以上の動脈瘤が、腎血管筋脂肪腫破裂のリスク因子と結論しています。

この報告に則り、症状のない孤発性腎血管筋脂肪腫の患者さんでは、腫瘍径4 cm以上もしくは腫瘍内に5 mm以上の動脈瘤を認める場合、治療介入が必要になります（図1の右端）。

症状のない孤発性腎血管筋脂肪腫の患者さんで、腫瘍径4 cm未満、かつ動脈瘤を認めない場合は経過観察となります。

症状のない結節性硬化症に随伴した腎血管筋脂肪腫の患者さんでは、腫瘍径 3 ㎝以上の場合、治療介入が必要になります。

症状のない結節性硬化症に随伴した腎血管筋脂肪腫の患者さんで、腫瘍径 3 ㎝未満の場合は経過観察となります。

一方腹痛、背部痛、血尿などの症状を有する場合は患者さんに治療介入を勧めます（図 1 左側)。しかし症状が軽く、内服薬等で改善した場合は経過観察となります。

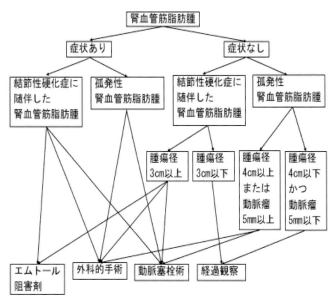

図1：腎血管筋脂肪腫の最新治療アルゴリズム

腎血管筋脂肪腫の治療は症状の有無および孤発性か結節性硬化症に随伴したものかによって異なります。

2. 経皮的動脈塞栓術

(Transarterial embolization, TAE)

① 破裂した腎血管筋脂肪腫に対する経皮的動脈塞栓術

前述のように腎血管筋脂肪腫が破裂すると患者さんは生命の危機に瀕することがあります。その時第一選択として施行されるのが経皮的動脈塞栓術です。

経皮的動脈塞栓術は破裂した動脈の近傍に詰め物を入れて（塞栓物質を充填して）止血する方法です。一般的には血管造影室内で、X線透視画像で血管の走行や位置を確認しながら施行します。

治療は鼠径部に局所麻酔を行い、動脈を穿刺して動脈内にガイドワイヤーを挿入します。ガイドワイヤーを通して塞栓用マイクロカテーテルを挿入し、腎動脈内の破裂した動脈の近傍までカテーテルを誘導します。そしてマイクロカテーテルから塞栓物質を動脈内に充填します（画像 8-10）。

破裂した腎血管筋脂肪腫に対する経皮的動脈塞栓術に用いる塞栓物質は金属コイルやポリビニルアルコールなどです。金属コイルはいろいろな太さのコイルがあり、

破裂した動脈の直径に応じて適切な太さのコイルを選択できます。

塞栓物質を動脈内に充填後、腹部血管造影検査を行い、出血が止まったかどうかを確認します。塞栓後も造影剤が血管外へ漏出している時は塞栓不十分と判断し、塞栓物質を追加します。

経皮的動脈塞栓術施行により出血がおさまると、患者さんの疼痛は改善し、血圧が上昇します。

塞栓物質の充填を複数回施行しても止血されない場合や太い動脈が破裂している場合は、緊急開腹手術を行います。

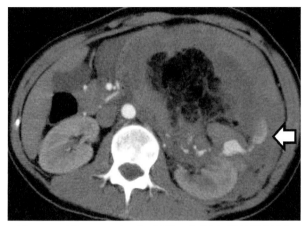

画像 8：画像 3 で示した破裂した腎血管筋脂肪腫です。造影剤が血管外に漏出しています（矢印）。

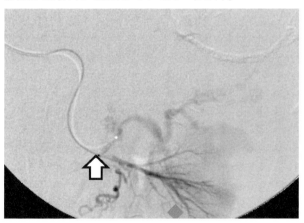

画像 9：ガイドワイヤーを通して塞栓用マイクロカテーテルを破裂した動脈近傍まで誘導します（矢印）

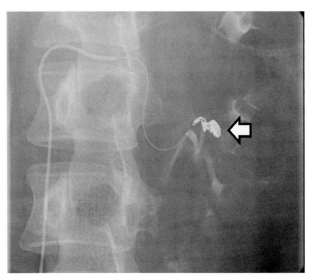

画像10：マイクロカテーテルから塞栓用金属コイルを動脈
内に充填し、出血が止まりました（矢印）

② 腎血管筋脂肪腫破裂予防目的の経皮的動脈塞栓術

前述したように、腎血管筋脂肪腫において 5 ㎜以上の動脈瘤は破裂するリスクが高いため、その予防目的に経皮的動脈塞栓術が施行されます。

経皮的動脈塞栓術の手技は破裂した時と同様です。破裂予防目的の経皮的動脈塞栓術の場合、動脈瘤の塞栓とともに腎血管筋脂肪腫を栄養している血管にも塞栓物質を充填します。これにより腎血管筋脂肪腫の破裂防止と腫瘍の縮小が期待できます（画像 11-13）。

予防的経皮的動脈塞栓術の場合、患者さんの全身状態が安定しているため、術者は落ち着いて施行することができます。

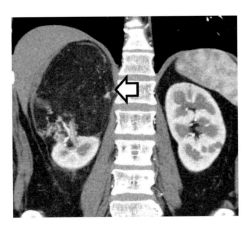

画像 11：右腎臓に大きな血管筋脂肪腫を認めます（矢印）。

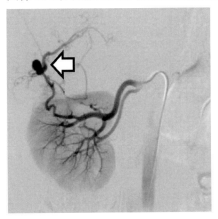

画像 12：腹部血管造影で未破裂の動脈瘤を認めました。動脈瘤は 1 cm以上あり、破裂するリスクがあります（矢印）。動脈瘤は CT 検査でも診断できます。

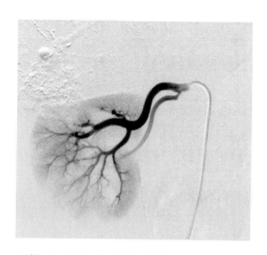

画像13：経皮的動脈塞栓術を行い、腎血管筋脂肪腫を栄養している血管に塞栓物質を充填しました。血管が閉塞しているため、造影剤を流しても、動脈瘤は描出されません。

③ 症状を有する腎血管筋脂肪腫に対する経皮的動脈塞栓術

経皮的動脈塞栓術は動脈瘤の無い患者さんにも施行されます。

大きな腎血管筋脂肪腫による腹痛や背部痛、腹部膨満感、嘔気等の症状を有する患者さんに経皮的動脈塞栓術が施行されます。

腎血管筋脂肪腫を栄養している動脈を塞栓することにより、腎血管筋脂肪腫内への血流が遮断され、腫瘍細胞が壊死し、腫瘍体積が縮小します。これにより腹痛や背部痛、腹部膨満感、嘔気等の症状が改善します。

順天堂大学放射線科の桑鶴先生らのグループでは、腎血管筋脂肪腫に対する経皮的動脈塞栓術により腫瘍体積が平均70％縮小したと報告しています。

一方において経皮的動脈塞栓術施行時に、やむを得ず正常腎組織を栄養している血管も塞栓した場合、その部分に梗塞を起こし、腎臓の機能が低下します。従って腎臓の経皮的動脈塞栓術は細心の注意を払って施行しなければなりません。

経皮的動脈塞栓術の副作用は術後の高熱、腹痛、背部痛、

嘔気、嘔吐で約 80%の患者さんに認められます。ほとんどの副作用は軽微で点滴や内服薬にて改善します。

④ 経皮的動脈塞栓術の施行条件

経皮的動脈塞栓術の施行においてはいくつかの条件があります。

経皮的動脈塞栓術は動脈内に細いカテーテルを挿入するため、術中および術後の安静が必要です。精神発達遅滞等で安静が保持できない場合は、十分鎮静化した後に塞栓術を行います。

また経皮的動脈塞栓術は造影剤を投与することにより、血管の走行や出血部位を同定します。そのため造影剤アレルギーのある患者さんには施行できません。また喘息を有する患者さんにおいては、造影剤を投与することにより、重篤な喘息発作を誘発するリスクがあるため、十分な注意が必要です。

加えて腎臓の機能が低下している患者さんも造影剤は好ましくありません。造影剤を投与することにより、さらに腎臓の機能が悪化するからです。原則的に経皮的動脈塞栓術は適応外となります。これらの合併症を有する患者さんは主治医をよく相談し、次の項目以降で述べる他の治療選択肢も検討します。

⑤ 経皮的動脈塞栓術施行後腎血管筋脂肪腫の再増大

経皮的動脈塞栓術の手技はこのあと述べる外科手術に比べると患者さんの身体的負担が軽く、患者さんに優しい治療法です。治療は局所麻酔で行い、翌日から歩行でき、食事も摂れます。腎血管筋脂肪腫に対する外科的手術と比較して副作用の発現は低頻度で、入院期間も短期です。また経皮的動脈塞栓術は低侵襲なため、繰り返し施行できるのもメリットのひとつです。

その一方で経皮的動脈塞栓術は術後腎血管筋脂肪腫が再増大するリスクが高いと指摘されています。海外の文献では、経皮的動脈塞栓術施行後腎血管筋脂肪腫が再増大する頻度は孤発性腎血管筋脂肪腫より結節性硬化症に随伴した腎血管筋脂肪腫の方が高く、5年間の経過観察で患者さんの60％が再増大したと報告されています。また破裂した腎血管筋脂肪腫に対し経皮的動脈塞栓術を施行した患者さんと外科的手術を施行した患者さんを比較すると、経皮的動脈塞栓術を施行した患者さんの方が再破裂や再出血する頻度が高かったとのレポートもあります。

また結節性硬化症に随伴した腎血管筋脂肪腫は両側の

腎臓に腫瘍が多発します。そのため右側の腎血管筋脂肪腫に経皮的動脈塞栓術を行い、腫瘍を縮小させても、経皮的動脈塞栓術をしていない左側の腎血管筋脂肪腫が増大してしまうというジレンマもあります。

これらの報告より腎血管筋脂肪腫に対し経皮的動脈塞栓術を施行しても安心せず、定期的に、長期にわたって検査を継続し、腎血管筋脂肪腫が再増大していないかを確認することが大切です。

3．腎血管筋脂肪腫に対する外科的手術

外科的手術は孤発性腎血管筋脂肪腫に対する第一選択の治療ではありません。第一選択肢としては前述の経皮的動脈塞栓術が推奨されています。

腎血管筋脂肪腫に対する手術適応は腎細胞がんや類上皮型腎血管筋脂肪腫の可能性がある場合や腎血管筋脂肪腫に伴う症状を有する患者さんで、経皮的動脈塞栓術が施行できない場合です。

これらの患者さんに対しては、腫瘍の部分だけを切除する腎部分切除術が推奨されています。腎部分切除術は日本でも一般的に施行されている手術で、手術後の腎臓機能が良好に保持されます。腎部分切除術のアプローチ方法として、開腹して行う場合、腹腔鏡で行う場合、ダ・ビンチというロボットを用いて行う場合と3つのアプローチ方法があります。どの方法で手術を施行してもその成績はほぼ同様です。

手術後早期の合併症発生率は約10%、腎血管筋脂肪腫の再発率は3〜5%であり、経皮的動脈塞栓術に比べて再発率がかなり低く、根治性の高い治療法です。しかし手術

は全身麻酔が必要ですし、入院期間は経皮的動脈塞栓術より長期です。

腎臓の手術に関しては大きく腎部分切除術と腎全摘除術の2つあります。腎全摘除術は腎臓をまるごとひとつ摘出する手術です。腎血管筋脂肪腫に対する外科的手術として腎全摘除術は極力避けるように推奨されています。その理由は、腎臓をまるごと摘出してしまうと、腎臓はひとつだけになり、長期的には腎臓機能が低下し、慢性腎不全に陥ってしまうからです。

一方、破裂した腎血管筋脂肪腫に対し経皮的動脈塞栓術をしましたが、十分に止血できず、緊急開腹手術となった場合は、患者さんの救命のため、まず腎動脈本幹を結紮して出血を止めることが優先されます。そのためやむを得ず腎全摘除が選択されます。

前述のように、結節性硬化症に随伴した腎血管筋脂肪腫は両側の腎臓に腫瘍が多発します。そのため単独治療でのコントロールは困難で、包括的な治療が求められます。そのひとつの試みとして、結節性硬化症に随伴した腎血管筋脂肪腫に対し、手術前に、この後説明するmTOR（エムトール）阻害剤を投与し、腎血管筋脂肪腫を縮小させ

てから手術を行う方法です。海外の文献では、術前のエムトール阻害剤治療にて、腎血管筋脂肪腫の体積が38〜85%縮小し、その後の腎部分切除術がより安全に施行できたとの報告があります。

４．mTOR（エムトール）阻害剤

① エムトール阻害剤とは

エムトールとは哺乳類の細胞内シグナル伝達に関与する蛋白質キナーゼ（セリン・スレオニンキナーゼ）です。これはラパマイシンの標的分子として発見されたためtarget of rapamycin（ラパマイシン標的蛋白質）として命名されました。先頭のmは哺乳類（mammalia）の略です。エムトールにはエムトール１とエムトール２があります。

エムトールは複数の蛋白質による複合体（complex）を形成し、これはmTORC（エムトールコンプレックス）と呼ばれます。エムトールコンプレックスはインシュリンや他の成長因子、栄養やエネルギー状態などの細胞内外の環境情報を統合し、細胞の分裂や成長、生存における調節因子として中心的な役割を果たしています。

結節性硬化症ではこのエムトールの過剰活性により特異的遺伝子が発現するため、細胞増殖や血管新生が促進され、腎血管筋脂肪腫などの結節性硬化症随伴疾患が発現し、増大する原因となっています。そのためエムトー

ルの活性を下げれば、腎血管筋脂肪腫は縮小します。
2000年以降、このエムトールを標的とした薬剤の開発が
進められ、ラパマイシン誘導体であるeverolimus（エベ
ロリムス）とrapalimus（ラパリムス）が創薬されまし
た。現在日本において、結節性硬化症に対しエベロリム
スおよびラパリムスは保険適応になっています。

②　結節性硬化症に随伴した腎血管筋脂肪腫に対する
　　エベロリムスの効果

結節性硬化症に随伴した腎血管筋脂肪腫に対するエベ
ロリムスの効果は EXIST-2（イグジスト 2）スタディと
いう多施設共同研究で報告されました。それによると、
3 cm以上の結節性硬化症に随伴した腎血管筋脂肪腫に対
しエベロリムス治療を行ったところ、患者さん全体の
55％において腎血管筋脂肪腫の体積が半分以下に縮小
しました。私たちの経験では、4 cm以上の結節性硬化症
に随伴した腎血管筋脂肪腫に対しエベロリムス治療を
行いました。その結果患者さん全体の 68％において腎血
管筋脂肪腫の体積が半分以下に縮小しました。腫瘍の平
均縮小率は 63％でした（図 2）。私たちの結果はイグジ
スト 2 スタディよりやや良い成績でした。その後中国や
韓国などのアジア諸国からも結節性硬化症に随伴した
腎血管筋脂肪腫に対しエベロリムス治療の効果が報告
されましたが、私たちの結果と同様でした。これらの結
果より、欧米の結節性硬化症支援団体では、3 cm以上の
結節性硬化症に随伴した腎血管筋脂肪腫に対しては、エ
ベロリムスが第一選択治療として推奨しています。

経皮的動脈塞栓術や外科的手術は第二選択治療として推奨しています。しかし前述のように破裂した腎血管筋脂肪腫もしくは破裂するリスクの高い腎血管筋脂肪腫に対しては、経皮的動脈塞栓術が第一選択となります。

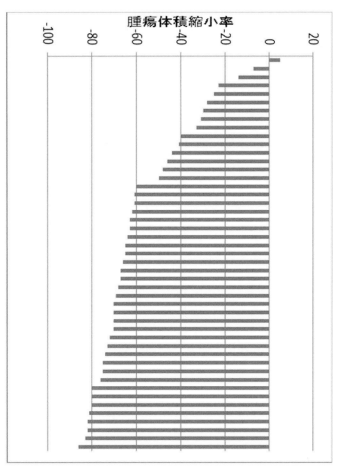

図 2：結節性硬化症に随伴した腎血管筋脂肪腫の患者さんにエベロリムスを投与すると、ほとんどの患者さんで腫瘍が縮小しました。腫瘍の平均縮小率は63%でした。

④　エベロリムス（アフィニトール®）の副作用

結節性硬化症に随伴した腎血管筋脂肪腫に対しエベロリムスが有効なのはわかりました。それではエベロリムスの副作用はどのようなものがあるのでしょうか？

前述のイグジスト 2 スタディによると、エベロリムスの主な副作用として鼻咽頭炎 43%、口内炎 43%、頭痛 30%で、症状の重い（グレード 3 以上）副作用は 14% でした。私たちの経験では口内炎 91%、生理不順（不規則月経）65%、鼻咽頭炎 34%、嘔吐 28% で、症状の重い（グレード 3 以上）副作用は 6% でした（表 2）。欧米人に比べ日本人は副作用が出やすい結果でした。特に口内炎は 90%以上の患者さんに認められ、ほとんどの患者さんに出現する副作用です（口絵 3 参照）。

この原因のひとつとして欧米人と日本人には体格差があります。欧米人と日本人を比べると、明らかに欧米人の方が大柄です。抗がん剤等一部の薬剤では、患者さんの体表面積を測定し、体格によって投与量が異なります。しかし結節性硬化症に随伴した腎血管筋脂肪腫に対するエベロリムス治療は、成人において 1 日 10 ㎎服用で、大柄な人も小柄な人も同じ量です。そのため日本人は欧

米人と比較して体表面積当たりに換算すると、より多い
エベロリムスを服用していることになります。その結果
日本人は欧米人に比較して、腎血管筋脂肪腫縮小率が大
きく、また副作用発現率が高くなっているのかもしれま
せん。

有害事象	
口内炎	91%
不規則月経	65%
咽頭炎	34%
嘔吐	28%
疲労	15%
体重減少	13%
下痢	11%
発疹	11%
腹痛	9%

表 2：結節性硬化症に随伴した腎血管筋脂肪腫に対するエ
ベロリムスの主な副作用

④　エベロリムス（アフィニトール®）の副作用マネジメント

これまでの結果より、結節性硬化症に随伴した腎血管筋脂肪腫に対するエベロリムス治療を副作用なしで行うことはできません。副作用を早期に発見し、重症化させないために行っている私たちの取り組みを紹介いたします。

(1)治療開始時の副作用説明

　治療開始時にエベロリムスの副作用パンフレットを渡し、予想される副作用とその対処法を説明します。

(2)副作用の予防

　口内炎はほとんどの患者さんに発生する最も一般的な副作用のひとつです。口内炎は口腔内に齲歯（虫歯）、歯槽膿漏などの基礎疾患があると発症しやすく、かつ重症化しやすくなります。そのため治療開始前に歯科受診していただき、口腔内ケアを行います。また口内炎の予防には口腔内の保湿とうがいが有効です。そのため私たちはエベロリムスを処方する際、うがい薬も一緒に処方しています。

(3)定期的な検査

エベロリムス治療中は原則的に毎月受診していただき、診察、血液検査、尿検査、レントゲン検査を実施します。これにより患者さんの状態や症状に表れない副作用の有無をチェックします。

(4)副作用出現時期の把握

エベロリムス治療に伴う副作用には、出現パターンがあります。腹痛、嘔吐、下痢などの消化器系副作用は、治療開始後3か月間は高率に出現します。しかしその後出現率は低下し、半年を過ぎるとほとんど出現しなくなります（図3）。一方口内炎や生理不順（不規則月経）は、治療時期に関係なく発生と改善を繰り返すことが多く、継続して注意する必要があります。

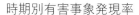
時期別有害事象発現率

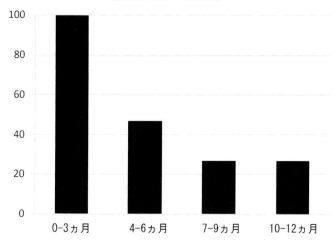

図3：エベロリムス治療に伴う有害事象は、治療開始3ヵ月間においてほとんど全ての患者さんにみられます。しかし3ヵ月を過ぎると、その発現率は急速に減少します。そのため、エベロリムス治療開始3ヵ月間の有害事象対策が重要となります。

⑤ 結節性硬化症に随伴した腎血管筋脂肪腫に対する治療目的

結節性硬化症に随伴した腎血管筋脂肪腫に対する治療目的は大きく3つあります。

(1)腎機能の維持

(2)腎血管筋脂肪腫破裂の予防

(3)腎血管筋脂肪腫増大の抑制

結節性硬化症に随伴した腎血管筋脂肪腫に対するエベロリムス治療は有効で、腎血管筋脂肪腫を縮小させ、破裂するリスクを低減させます。しかしエベロリムスは結節性硬化症に随伴した腎血管筋脂肪腫を治癒させる薬剤ではありません。そのため結節性硬化症に随伴した腎血管筋脂肪腫に対しエベロリムス治療開始後いつまで続けるかが問題になります。

エベロリムスは長期間服用すると、生理不順（不規則月経）が続き、性腺機能が低下します（女性ホルモンおよび男性ホルモンが低下します）。また間質性肺炎を発症するリスクが増加します。加えて京都府立医科大学泌尿器科の本郷先生らのグループは、エベロリムス治療を行った腎細胞がんの患者さんにおいて、腎臓の機能が低下

したと報告しています。つまり先ほど示した治療目的
（1）腎機能保持と全く逆の結果です。

エベロリムスのこれらの特徴を考慮し、私たちは2014年
から結節性硬化症に随伴した腎血管筋脂肪腫に対する
間欠的なエベロリムス治療を導入しています。

⑥ 結節性硬化症に随伴した腎血管筋脂肪腫に対する間欠的エベロリムス治療

この治療は4㎝以上の結節性硬化症に随伴した腎血管筋脂肪腫に対しエベロリムス治療を開始し、腎血管筋脂肪腫が4㎝未満になる、もしくは腎血管筋脂肪腫が4㎝未満にならなくても、エベロリムス治療を12か月以上継続し、腎血管筋脂肪腫の縮小が横ばいになったら、エベロリムスを一旦休止します。その後定期的に画像検査を行い、もし腎血管筋脂肪腫が初回治療開始前の70%以上に増大したら、エベロリムス治療を再開します。このように治療したり、休んだりする治療方法を間欠的治療と呼びます。

私たちは26人の患者さんのこの治療を行いました。そのうち8人の患者さんはエベロリムス治療を休止しても、腎血管筋脂肪腫は増大しませんでした。そのためエベロリムスを服用せず経過をみています。残り18人の患者さんはエベロリムス休止後腎血管筋脂肪腫が増大したため、エベロリムス治療を再開しました。その全ての患者さんにおいて腎血管筋脂肪腫が再度縮小しました（図4）。

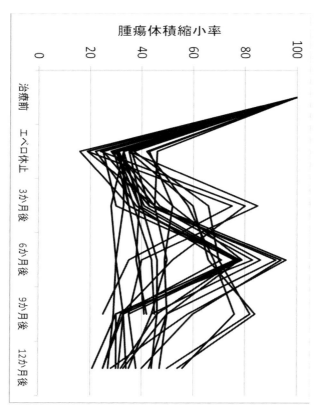

図 4：結節性硬化症に随伴した腎血管筋脂肪腫の患者さん
にエベロリムスを投与し、腫瘍が縮小したためエベロリム
スを休止した患者さんの推移です。26 人中 18 人が休止に
より腫瘍が再増大したため、エベロリムス再治療しました。
その結果、すべての患者さんにおいて腎血管筋脂肪腫が再
度縮小しました。

⑦ 結節性硬化症に随伴した腎血管筋脂肪腫に対する間
　欠的エベロリムス治療のメリット

間欠的エベロリムス治療には大きなメリットが3つあり
ます。

(1)開始時において患者さんに治療のゴールを提示でき
　る。

　　患者さんに治療のゴールを提示することにより、患
　者さんには目標が生まれ、それに向かって頑張る意
　欲が湧いてきます。逆にいつまで治療するのか示し
　てもらわないと、患者さんは徐々に不安になり、治
　療を継続できなくなってしまいます。

(2)休薬期間があるため、その期間中に副作用が完治す
　る。

　　休薬期間があることにより、治療にメリハリがつき
　ます。また休薬期間中に副作用が完治することによ
　って、たとえ再治療になったとしても、新しい気持
　ちで治療を受けることができます。

(3)患者さんの身体的負担、経済的負担を軽減できる。

　　漫然と治療を継続していると、その度に薬代や検査
　費用がかかります。また治療期間中は定期的に血液

検査、尿検査、レントゲン検査を受けなければなら

　　ず、身体的負担も蓄積します。

このように結節性硬化症に随伴した腎血管筋脂肪腫に

対する間欠的エベロリムス治療は腎血管筋脂肪腫の増

大をコントロールできるとともに副作用マネジメント

も効果的な治療選択肢と考えます。

⑧ 結節性硬化症に随伴した腎血管筋脂肪腫に対する低用量エベロリムス維持治療

2つ前の項目で、私は結節性硬化症に随伴した腎血管筋脂肪腫に対する間欠的エベロリムス治療について述べました。

近年は間欠的治療とともに、低用量エベロリムス維持治療も積極的に行われています。

2つ前の項目では、エベロリムス治療を休止した26例中18例（69％）において腎血管筋脂肪腫が再増大しました。そのためこのような患者さんに対しては、エベロリムスの再治療で腎血管筋脂肪腫が縮小しても、エベロリムスを休止しないで、減量して治療を継続しています。具体的には、エベロリムスを1日10mg服用するところ、5mgに減量投与します。腎血管筋脂肪腫の増大がコントロールされている患者さんには2.5mgにまで減量することもあります。

これによりエベロリムスの副作用が軽くなり、患者さんは治療を継続しやすくなります。この治療法は、結節性硬化症に伴う腎血管筋脂肪腫　診療ガイドライン2023年版においても推奨されています。

しかしエベロリムスを減量したことによって、腎血管筋脂肪腫が増大する場合は、10mg 投与に戻すこともあります。

⑨　結節性硬化症に随伴した 3cm 未満の小型腎血管筋脂肪腫に対するエベロリムス治療

2012 年 11 月より結節性硬化症に随伴した腎血管脂筋肪腫および脳室上衣下巨細胞性星細胞腫に対し、エベロリムス治療が保険適応となり、エベロリムスは結節性硬化症に随伴した腎血管筋脂肪腫に対する第一選択の薬剤になりました。加えて、2019 年には結節性硬化症に随伴したてんかんに対しても、エベロリムスは保険適応になりました。

成人の結節性硬化症患者さんにおいては、その約 80％に腎血管筋脂肪腫を合併しています。そのため結節性硬化症に随伴したてんかんの治療目的にエベロリムスを投与されている患者さんの中には、3cm 未満の小型腎血管筋脂肪腫を合併している患者さんも決して少なくありません。そこで私たちは結節性硬化症に随伴したてんかんもしくは脳室上衣下巨細胞性星細胞腫に小型の腎血管筋脂肪腫を合併している患者さんに対するエベロリムスの効果を検討してみました。

20 例の患者さんに調査したところ、腎血管筋脂肪腫は全例縮小していました。平均縮小率は 79％でとてもよい成

績でした（図 5）。腎血管筋脂肪腫の大きさの推移をみると、エベロリムス治療開始後 3 ヵ月で、著明に縮小していました（図 6）。特筆すべきことは、20 例中 6 例（30％）は全ての腎血管筋脂肪腫が消失しました（画像 14）。その後の経過観察において、腎血管筋脂肪腫が再発現していません。このことにより、結節性硬化症に随伴した腎血管筋脂肪腫に対して、早期にエベロリムス治療介入することにより、腎血管筋脂肪腫を治癒できる可能性が示唆されました。

現在はまだ少数例の解析結果のため、今後多数例を対象にした研究解析が必要です。

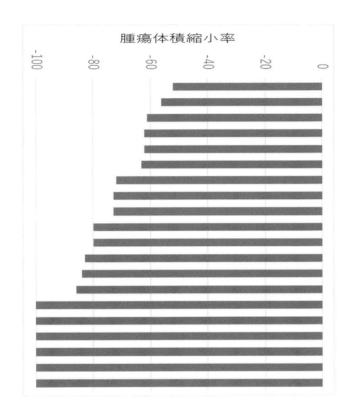

図 5：20 例の結節性硬化症に随伴したてんかんもしくは脳室上衣下巨細胞性星細胞腫に小型の腎血管筋脂肪腫を合併している患者さんにエベロリムスを投与すると、全員腎血管筋脂肪腫が縮小し、平均縮小率は 79％でした。縮小率100％、すなわち完全に腎血管筋脂肪腫が消失した患者さんは 6 例（30％）でした。

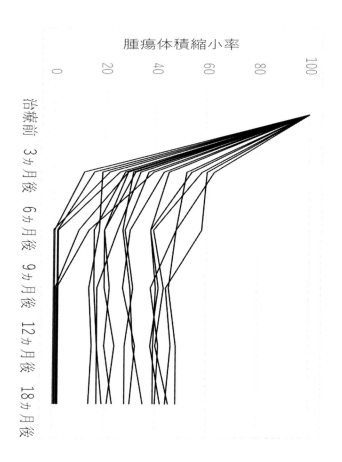

図6：結節性硬化症に随伴した小型の腎血管筋脂肪腫はエ
ベロリムス治療開始後3ヵ月で急速に縮小しました。腎血
管筋脂肪腫が完全消失した患者さんは、その後の経過中に
再発していません。

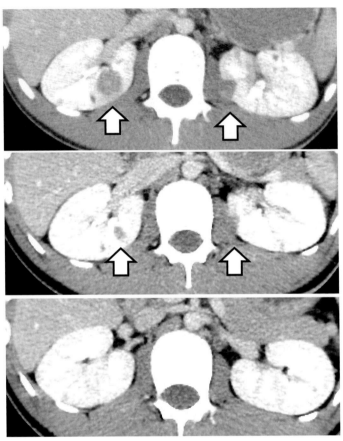

画像 14：治療前：両側に腎血管筋脂肪腫を認めます（矢印）。
右側の大きさは 2.2cm でした。3 ヵ月後：両側の腎血管筋
脂肪腫は縮小しました（矢印）。6 ヵ月後：両側の腎血管筋
脂肪腫は消失しました。その後 12 ヵ月経過しましたが、腎
血管筋脂肪腫の再発を認めていません。

⑩ 経皮的動脈塞栓術後再増大した腎血管筋脂肪腫に対するエベロリムス治療

私は外科的手術の項目で、結節性硬化症に随伴した腎血管筋脂肪腫に対しては、単独治療でのコントロール困難で、包括的な治療が求められます。と書きました。また経皮的動脈塞栓術の項目で、結節性硬化症に随伴した腎血管筋脂肪腫では経皮的動脈塞栓術施行後 60％が再増大すると書きました。これらを踏まえて、私たちは経皮的動脈塞栓術施行後再増大した腎血管筋脂肪腫に対するエベロリムス治療を行っています。結節性硬化症に随伴した腎血管筋脂肪腫に対し経皮的動脈塞栓術を行い、その後腎血管筋脂肪腫が再増大した 14 人にエベロリムス治療を行いました。その結果、患者さん全体の57％において腎血管筋脂肪腫の体積が半分以下に縮小しました。腎血管筋脂肪腫の平均縮小率は59％でした (図 7)。

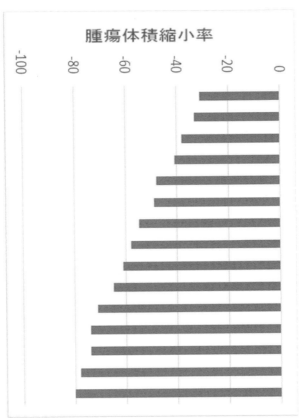

図 7：腎血管筋脂肪腫に対し経皮的動脈塞栓術施行後、再増大した患者さん 14 人にエベロリムスを投与後の腫瘍体積縮小率を示します。平均縮小率は 59％でした。これは結節性硬化症に随伴した腎血管筋脂肪腫に対し最初からエベロリムス治療した成績とほとんど変わりませんでした（図2 と比較してご参照ください）。

これは結節性硬化症に随伴した腎血管筋脂肪腫に対し最初からエベロリムス治療した成績とほとんど変わりません。この結果より経皮的動脈塞栓術後再増大した腎血管筋脂肪腫に対してもエベロリムスは有効な治療法であることが証明されました（画像 15）。

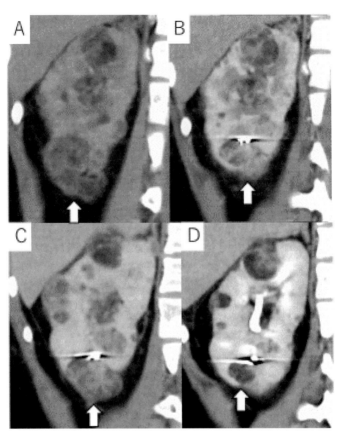

画像15：A：経皮的動脈塞栓術施行前の腎血管筋脂肪腫（矢印）。B：経皮的動脈塞栓術施行後、腎血管筋脂肪腫は縮小しました（矢印）。C：2年後、腎血管筋脂肪腫が再増大しました（矢印）。D：これに対しエベロリムスを服用したところ、腎血管筋脂肪腫は再縮小しました（矢印）。

⑪ 腎血管筋脂肪腫の構成成分によるエベロリムス治療効果の相違

それではエベロリムスは全ての結節性硬化症に随伴した腎血管筋脂肪腫に対して有効なのでしょうか？私たちは結節性硬化症に随伴した腎血管筋脂肪腫の患者さん100人以上にエベロリムス治療を行っています。治療により腎血管筋脂肪腫が縮小する患者さんが多いですが、中にはあまり縮小しない患者さんもいらっしゃいます。

そこでエベロリムスが良く効く腎血管筋脂肪腫とエベロリムスがあまり効かない腎血管筋脂肪腫の特徴を解析してみました。両者の差は腎血管筋脂肪腫の構成成分にありました。腎血管筋脂肪腫は血管、平滑筋、脂肪から構成されていると前述しました。エベロリムスは腎血管筋脂肪腫に対して主に血管や平滑筋を標的にして効果を発揮しているようです。（これに対してはまだ十分なエビデンスが蓄積されていません。）そのため血管や平滑筋の成分の多い腎血管筋脂肪腫は著明に縮小します。言い換えれば、腎血管筋脂肪腫の分類の項目で説明した脂肪成分の少ない腎血管筋脂肪腫に対してはとて

もよく効きます。一方脂肪成分の多い腎血管筋脂肪腫は
あまり縮小しません。

このことはエベロリムス治療の効果予測因子になりま
す。腎血管筋脂肪腫の構成成分は CT 検査でだいたいわ
かります。脂肪成分は CT 値が低いため、画像上真っ黒
になります。一方血管や平滑筋はCT値がやや高いため、
画像上灰色になります。従って CT 検査を行い、腎血管
筋脂肪腫が灰色であれば、エベロリムスの効果が十分期
待できます（画像 16）。一方腎血管筋脂肪腫が真っ黒で
あれば、エベロリムスの効果があまり期待できません
（画像 17）。そのため経皮的動脈塞栓術等他の治療選択
肢を考慮する必要があります。

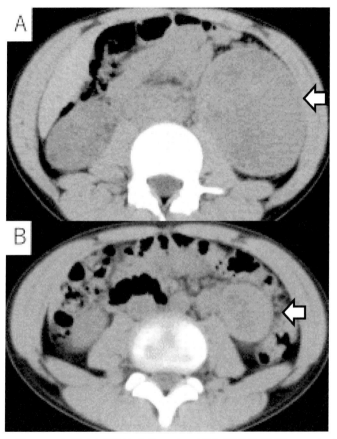

画像16：血管や平滑筋成分の多い腎血管筋脂肪腫。CT上は灰色に映ります。A：治療前、B：エベロリムス治療半年後。腫瘍は著明に縮小しました（矢印）。

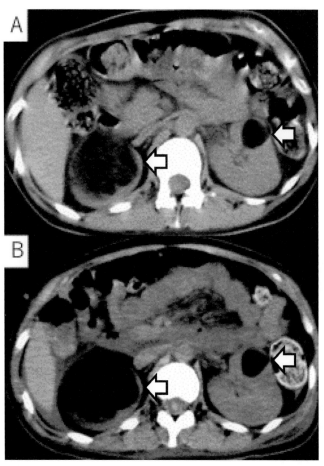

画像 17：脂肪成分の多い腎血管筋脂肪腫。CT 上真っ黒に映ります。A：治療前、B：エベロリムス治療 1 年後。腫瘍は縮小せず、逆に増大しています。

⑫ 新型ウィルス感染症流行時におけるエベロリムス治療

2020年2月、新型コロナウィルス感染症が日本で最初に確認されて以来、すでに3年半が経過しました。しかしこのウィルスは依然猛威を振るい続け、その収束のめどは全くたっていません。

このような未知のウィルス感染症流行時に、エベロリムス治療はどうしたらいいのでしょうか?

エベロリムスは臓器移植後の患者さんに対する免疫抑制剤としても、投与されている薬剤です。すなわちエベロリムスを服用していると、患者さんの免疫能が低下します。従ってエベロリムス服用中の患者さんが新型コロナウィルスに感染すると重症化するリスクが高くなります。

一方この3年間において、新型コロナウィルス感染症に対するワクチンが開発され、日本国民のほとんどが、複数回のワクチン接種を完了しています。ワクチン接種を受けても、新型コロナウィルスに感染しない訳ではありません。感染してしまう場合もあります。しかしワクチ

ン接種を受けることにより、新型コロナウィルス感染症の重症化を防ぐ効果があると言われています。

2022年以降、新型コロナウィルス感染症第7波においては、ウィルス感染に伴う呼吸不全で死亡される患者さんは全体の5%でした。ほとんどの患者さんは、中等症以下の呼吸器症状で、別の合併症や併存病変の増悪により亡くなられています（図8）。

これらの情報より、結節性硬化症に伴う腎血管筋脂肪腫に対しエベロリムス治療を受けられている患者さんは、定期的にワクチン接種を受け、新型コロナウィルス感染症蔓延時であっても、エベロリムス治療を継続されることを勧めます。

米国の結節性硬化症の治療に専従しているグループからは、新型コロナウィルスワクチン接種あたり、前後1～2週間、エベロリムスを休薬することが推奨されています。しかしエベロリムスを休薬すると、てんかん発作が増えたり、腎血管筋脂肪腫が増大するリスクもあります。エベロリムスを休薬するかどうかは、主治医の先生とよく相談して決めるようにしてください。

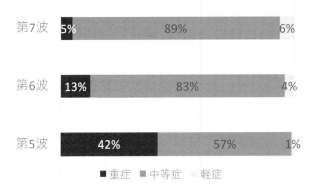

図 8：新型コロナウィルス感染症第 5 波では、死亡された患者さんの 42％が呼吸器病変の悪化でした。一方 2022 年夏に流行した第 7 波では、死亡された患者さんの 5％が呼吸器病変の悪化で、大半の患者さんは別の合併症や併存病変の悪化で亡くなられていました。

最近、新型コロナウィルスに感染すると、血管障害をきたし、出血リスクが高まるというデータが多数報告されています。具体的には脳出血、消化管出血、肺出血などです。

加えて、米国では腎血管筋脂肪腫の患者さんが、新型コロナウィルスに感染後自宅療養中に、腎血管筋脂肪腫が破裂したという報告がありました（画像18）。この患者さんの腎血管筋脂肪腫の大きさは2.5cmで、エベロリムスは服用していませんでした。この患者さんは救急搬送され、緊急動脈塞栓術を受け、一命を取り留めました。

一般的に2.5cmの腎血管筋脂肪腫は破裂しません。しかし新型コロナウィルスの感染に伴う血管障害により破裂したと推測されます。このように腎血管筋脂肪腫を有する患者さんは、新型コロナウィルス感染症に対して細心の注意が必要です。さらに新型コロナウィルスに感染すると、出血や破裂のリスクが高まることも知っておく必要があります。

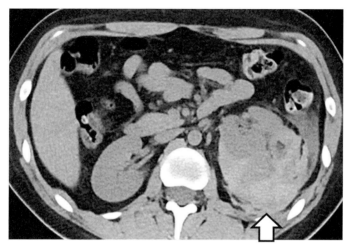

画像 18：22 歳、女性。新型コロナウィルス感染症と診断され、自宅療養中に突然の左背部激痛出現し、救急受診されました。腹部 CT 検査にて左腎血管筋脂肪腫の破裂と診断され、緊急動脈塞栓術を受け、一命を取り留めました。

左腎背面に大きな血腫を認めます（矢印）。

⑬ 遺伝的背景のない孤発性腎血管筋脂肪腫に対するエムトール阻害剤治療

エムトール阻害剤による治療は結節性硬化症に随伴した腎血管筋脂肪腫に対しては承認されていますが、孤発性腎血管筋脂肪腫に対しては承認されておらず、日本では治療できません。海外では孤発性腎血管筋脂肪腫に対しエムトール阻害剤による治療を行い、良好な成績だったとの報告があります。しかしまだ孤発性腎血管筋脂肪腫に対するエムトール阻害剤の有効性、安全性は確立しておらず、さらなる研究が必要です。

エムトール阻害剤は、経皮的動脈塞栓術や外科的手術が施行できない結節性硬化症に随伴した腎血管筋脂肪腫患者さんにとって全く新しい治療選択肢となりました。しかしエムトール阻害剤は抗がん剤としても使われている薬剤です。十分な経験を有する医師ならびに設備の充実した医療機関で治療を受けられることを勧めます。

5．腎血管筋脂肪腫に対するその他の治療法

①経皮的マイクロ波焼灼術、経皮的凍結治療

腎血管筋脂肪腫に対するその他の治療法としてマイクロ波焼灼術と凍結治療があります。これらの治療は、日本において腎血管筋脂肪腫に対してはまだ保険適応になっていません。両治療共に症状を有する4cm未満の小さい腎血管筋脂肪腫が対象となります。共に腎血管筋脂肪腫に対し経皮的に針を刺し、焼灼もしくは凍結する治療です。

マイクロ波焼灼術は治療中疼痛を伴うため全身麻酔で行われます。一方凍結治療は治療中ほとんど痛みを感じないため、局所麻酔で行われます。

凍結治療は小径腎細胞がんに対する治療として既に保険適応になっています。腎部分切除術と比較して、再発率はやや高いものの、副作用発生率は低く安全な治療法です。主に合併症等で手術のできない腎細胞がんの患者さんに施行されています。

② 結節性硬化症に随伴した腎血管筋脂肪腫に対する経皮的凍結治療

2020 年より九州大学泌尿器科江藤先生のグループにおいて、結節性硬化症に随伴した腎血管筋脂肪腫に対する経皮的凍結治療の臨床研究が施行され、その有効性、安全性が実証されました。

経皮的凍結治療は、局所麻酔下に、モニター画像で確認しながら、腎血管筋脂肪腫に凍結針を穿刺します。

凍結針からアルゴンガスおよびヘリウムガスを噴出し、組織を凍結および解凍します。1 回の凍結時間は 15 分で、凍結と解凍を 2 回繰り返し、確実に組織を壊死させます。

手術時間は 1.5〜2 時間で、手術当日のみベッド上安静が必要です。翌日から歩行できますし、食事も摂れます。

画像 19 に治療前、治療中、治療後の画像を提示します。

凍結治療のメリットは、

1 局所麻酔で施行可能なこと。

2 手術中の痛みがほとんどないこと。（凍結には麻酔効果があるため）

3 入院期間は 4〜7 日と短いこと。

４何回も繰り返し施行できること。

などがあげられます。

結節性硬化症に随伴した腎血管筋脂肪腫に対する経皮的凍結治療の適応は、

１腎血管筋脂肪腫の最大径が 4cm 以下であること。

２エベロリムスを休薬できること。

３ 1.5〜2 時間の安静が保持できること。

４ 20 秒の息止めができること。

５点滴やカテーテルを自己抜去しないこと。

などです。

（適応症例は医療機関により多少異なる場合があります。）

結節性硬化症に随伴した腎血管筋脂肪腫に対する経皮的凍結治療は、手術、動脈塞栓術、エベロリムス治療に加えて、全く作用機序の異なる新しい治療法です。この治療法は 2025 年度には保険適応となり、どの医療機関でも施行可能になると思います。

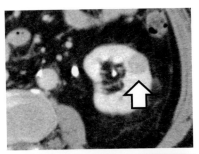

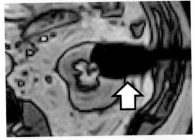

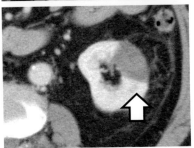

画像 19：上：腹部造影 CT。左腎外側に 2cm の腫瘍を認めます（矢印）。中：術中 MRI。凍結針および凍結領域は黒い影となり、明瞭に描出されます。下：術後造影 CT。凍結領域は造影効果を認めず、壊死していることが確認できます（矢印）。

③ 免疫チェックポイント阻害剤

腎血管筋脂肪腫の分類の項目で類上皮型腎血管筋脂肪腫は臨床的に悪性腫瘍であると書きました。近年転移を起こした類上皮型腎血管筋脂肪腫に対する免疫チェックポイント阻害剤による治療結果が報告されました。京都大学本庶 佑先生がノーベル医学生理学賞を受賞するきっかけになった薬剤です。現在免疫チェックポイント阻害剤はいろいろな癌腫に対する高い有効性が示されており、類上皮型血管筋脂肪腫に対する効果も期待されています。

6．妊娠中における腎血管筋脂肪腫破裂のリスク

妊娠中腎血管筋脂肪腫は急速に増大し、破裂することがあります（画像 20）。腎血管筋脂肪腫が破裂すると、患者さんはもとよりおなかの中にいる胎児もショックとなり生命の危機に直面します。母体および胎児の救命を第一に考え、緊急手術もしくは緊急経皮的動脈塞栓術が行われます。

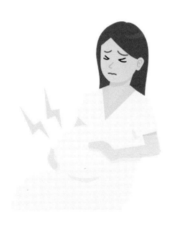

腎血管筋脂肪腫の急速な増大以外に、妊娠中腎血管筋脂肪腫が破裂する原因として、妊娠に伴う循環血液量の増加と血圧の上昇および子宮の増大に伴う腎血管筋脂肪

腫の圧迫があげられます。

それではなぜ腎血管筋脂肪腫は妊娠中急速に増大するのでしょうか？

米国からの報告を紹介します。手術にて摘出した腎血管筋脂肪腫を調べたところ、全ての腎血管筋脂肪腫において、細胞内にエストロゲン受容体が認められました。プロゲステロン受容体は 38％の患者さんに認められました。エストロゲンおよびプロゲステロンは女性ホルモンの一種で、妊娠とともに大量に分泌されます。それによって子宮への血流が増加し、胎児の成長が促進されます。一方腎血管筋脂肪腫においても、細胞内にエストロゲンおよびプロゲステロン受容体を有するため、女性ホルモンを栄養として急速に増大します。

結節性硬化症に随伴した腎血管筋脂肪腫は思春期に急速に増大すると前述しましたが、この時期も女性ホルモン（エストロゲンやプロゲステロン）の分泌量が増加するため、腎血管筋脂肪腫も急速に増大します。このように腎血管筋脂肪腫は細胞内に女性ホルモン受容体を有するため、女性ホルモンに依存して増大する腫瘍です。腎血管筋脂肪腫の男女比が 1：4 と女性に圧倒的に多い

のも、女性ホルモンの影響のためと考えられます。

一方腎血管筋脂肪腫は 50 歳を過ぎるとほとんど大きく
なりません。女性の場合、50 歳前後になると女性ホルモ
ンの分泌が著明に低下し、閉経（生理が来なくなる）し
ます。そのため腎血管筋脂肪腫の増大も抑制されます。
妊娠期間中、突然の腎血管筋脂肪腫破裂を回避するため、
腎血管筋脂肪腫を有する女性で妊娠、出産を希望する場
合、妊娠前に、増大や破裂予防目的に経皮的動脈塞栓術
もしくは外科的手術を受けられることが推奨されてい
ます。

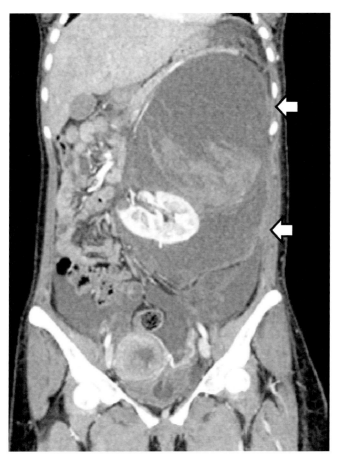

画像20：妊娠中に破裂した腎血管筋脂肪腫。腹腔内に大量の出血を認めます（矢印）。

７．腎血管筋脂肪腫に対する治療のまとめ

腎血管筋脂肪腫は腎臓の良性腫瘍として一般的に診療されるポピュラーな疾患で、その大半が経過観察されています。

腎血管筋脂肪腫の主な治療選択肢として経皮的動脈塞栓術、外科的手術、エムトール阻害剤があり、今後経皮的凍結治療が加わるかもしれません。

4 cm以上の孤発性腎血管筋脂肪腫に対しては、経皮的動脈塞栓術もしくは腎部分切除術が推奨されます。

3 cm以上の結節性硬化症に随伴した腎血管筋脂肪腫に対しては、エムトール阻害剤が第一選択として推奨されます。

結節性硬化症に随伴した腎血管筋脂肪腫は思春期以降急速に増大することがあります。この時期は多くの患者さんの受診される診療科が、小児科から成人診療科へ移行する期間です。そのため当該診療科間で密接に連携し、切れ目のない診療を継続していかねばなりません。

腎血管筋脂肪腫の診療で最も大切なことは腎臓の機能保持と破裂の予防です。 そのため正確な診断、定期的な検査および適切な治療介入が必要です。

ある結節性硬化症に随伴した腎血管筋脂肪腫の患者さんは、両側腎臓からの出血を繰り返し、経皮的動脈塞栓術を複数回施行しましたが、徐々に腎臓の機能が低下し、現在は血液透析を余儀なくされています。

また別の患者さんは、両側の腎血管筋脂肪腫が急速に増大したため、両側腎摘出術を受け、さらに母親からの生体腎移植術を受けられた患者さんもいらっしゃいます。

私たちは2013年より結節性硬化症専門外来を開設し、孤発性腎血管筋脂肪腫の患者さんおよび結節性硬化症に随伴した腎血管筋脂肪腫の患者さんに対し、診療科の垣根を越えて包括的な診療体系を構築しています。

本書を読んでいただいた方が、腎血管筋脂肪腫に対する理解や認識が深まり、今後腎血管筋脂肪腫の破裂件数が減少すれば、私にとって至上の喜びです。

あとがき

大学病院に勤務していると、年に 1、2 回は破裂した腎血管筋脂肪腫の患者さんが救命救急センターに搬送されてきます。

救急診療部の先生が初期対応を行い、その後放射線科 IVR の先生が経皮的動脈塞栓術を行います。十分に止血されたところで、泌尿器科に連絡が来て、その後の治療を泌尿器科で行います。

しかし経皮的動脈塞栓術で止血できない場合もあります。その時は泌尿器科へ開腹手術の要請が来ます。

患者さんは出血が続くことにより血圧が低下し、危険な状態で手術を受けなければなりません。泌尿器科医が一刻も早く破裂した血管の処置をしなければ、患者さんの生命にかかわります。私たち泌尿器科医にとっては、最もプレッシャーのかかる手術のひとつです。

このような経験を何回か重ねているうちに、患者さんの健康ならびに泌尿器科医のプレッシャー軽減のために、腎血管筋脂肪破裂件数を減らせないかと考えました。これに対し、患者さんへの適切な情報提供および長期にわたる切れ目のないフォローが、腎血管筋脂肪腫破裂の予

防になると考え、本書を執筆しました。

最後までお読みいただきありがとうございました。

著者プロフィール

波多野 孝史 （はたの・たかし）

1961 年神奈川県生まれ。東京慈恵会医科大学医学部卒業、
同大学大学院卒業。
神奈川県立厚木病院、平塚共済病院、東京慈恵会医科大
学付属柏病院、JR 東京総合病院を経て、現在聖隷横浜勤
務。泌尿器科部長兼院長補佐。
2021 年から日本結節性硬化症学会理事長。
共著書として結節性硬化症の診断と治療最前線（診断と
治療社）、結節性硬化症に伴う腎血管筋脂肪腫診療ガイ
ドライン（金原出版）、腎臓症候群（日本臨床社）など。

突然破裂する腎臓の怖い病気

腎血管筋脂肪腫（第2版）

2020年7月3日　　初版発行

2023年7月29日　　第2版第1刷発行

著　者　波多野孝史

発行所　ブイツーソリューション

　　　　〒466-0848 名古屋市昭和区長戸町4-40

　　　　電話 052-799-7391　Fax 052-799-7984

発売元　星雲社（共同出版社・流通責任出版社）

　　　　〒112-0005 東京都文京区水道1-3-30

　　　　電話 03-3868-3275　Fax 03-3868-6588

印刷所　藤原印刷

ISBN 978-4-434-32438-3